Recipe: ....

Ingredients: ....

....
....
....
....
....
....
....
....
....
....
....
....

Notes

....
....
....

Recipe:...

Ingredients:...

....

....

....

....

....

....

....

....

....

....

....

....

Notes

....

....

....

Recipe:...

Ingredients:..

....

....

....

....

....

....

....

....

....

....

....

....

....

Notes

....

....

....

Recipe:..

Ingredients:..

....

....

....

....

....

....

....

....

....

....

....

Notes

....

....

....

Recipe:..

Ingredients:...

....

....

....

....

....

....

....

....

....

....

....

....

Notes

....

....

....

Recipe:...

Ingredients:...

Recipe:...

Ingredients:..

....

....

....

....

....

....

....

....

....

....

....

....

Notes

....

....

....

Recipe:

Ingredients:

Notes

Recipe: ....

Ingredients: ....

....

....

....

....

....

....

....

....

....

....

....

....

....

Notes

....

....

....

Recipe:...

Ingredients:..

....

....

....

....

....

....

....

....

....

....

....

Notes

....

....

....

Recipe: ....

Ingredients: ....

....

....

....

....

....

....

....

....

....

....

....

....

Notes

....

....

....

Recipe:

Ingredients:

Notes

Recipe: ....

Ingredients: ....

....

....

....

....

....

....

....

....

....

....

....

....

Notes

....

....

....

Recipe:...

Ingredients:...

....

....

....

....

....

....

....

....

....

....

....

....

Notes

....

....

....

Recipe:..

Ingredients:..

....

....

....

....

....

....

....

....

....

....

....

Notes

....

....

....

Recipe:...

Ingredients:...

Notes

Recipe:

Ingredients:

Notes

Recipe: ....

Ingredients: ....

....

....

....

....

....

....

....

....

....

....

....

....

....

Notes

....

....

....

Recipe: ....

Ingredients: ....

....

....

....

....

....

....

....

....

....

....

....

....

Notes

....

....

....

Recipe:

Ingredients:

Notes

Recipe: ....

Ingredients: ....

....

....

....

....

....

....

....

....

....

....

....

....

....

Notes

....

....

....

Recipe:...

Ingredients:..

....

....

....

....

....

....

....

....

....

....

....

....

Notes

....

....

....

Recipe: ....

Ingredients: ....

....

....

....

....

....

....

....

....

....

....

....

....

Notes

....

....

....

Recipe: ....

Ingredients: ....

....

....

....

....

....

....

....

....

....

....

....

....

Notes

....

....

....

Recipe:

Ingredients:

Notes

Recipe:..

Ingredients:..

....

....

....

....

....

....

....

....

....

....

....

....

Notes

....

....

....

Recipe: ....

Ingredients: ....

....

....

....

....

....

....

....

....

....

....

....

....

Notes

....

....

....

Recipe:..

Ingredients:...

....

....

....

....

....

....

....

....

....

....

....

Notes

....

....

....

Recipe: ....

Ingredients: ....

....

....

....

....

....

....

....

....

....

....

....

Notes

....

....

....

Recipe:

Ingredients:

Notes

Recipe:

Ingredients:

Notes

Recipe:

Ingredients:

Notes

Recipe: ....

Ingredients: ....

....

....

....

....

....

....

....

....

....

....

....

....

....

Notes

....

....

....

Recipe: ....

Ingredients: ....

....

....

....

....

....

....

....

....

....

....

....

....

Notes

....

....

....

Recipe: ....

Ingredients: ....

....

....

....

....

....

....

....

....

....

....

....

....

Notes

....

....

....

Recipe:

Ingredients:

Notes

Recipe: ....

Ingredients: ....

....

....

....

....

....

....

....

....

....

....

....

....

Notes

....

....

....

Recipe:..

Ingredients:...

<table><tr><td style="border:2px solid black; text-align:center; padding:20px;">Notes

....

....

....</td></tr></table>

Recipe: ....

Ingredients: ....

....

....

....

....

....

....

....

....

....

....

....

....

Notes

....

....

....

Recipe: ....

Ingredients: ....

....

....

....

....

....

....

....

....

....

....

....

....

Notes

....

....

....

Recipe: ....

Ingredients: ....

....

....

....

....

....

....

....

....

....

....

....

Notes

....

....

....

Recipe:

Ingredients:

Notes

Recipe: ....

Ingredients: ....

....

....

....

....

....

....

....

....

....

....

....

....

Notes

....

....

....

Recipe:

Ingredients:

Notes

Recipe:

Ingredients:

Notes

Recipe:

Ingredients:

Notes

Recipe: ....

Ingredients: ....

....

....

....

....

....

....

....

....

....

....

....

....

Notes

....

....

....

Recipe:...

Ingredients:...

....

....

....

....

....

....

....

....

....

....

....

....

....

Notes

....

....

....

Recipe: ....

Ingredients: ....

....

....

....

....

....

....

....

....

....

....

....

....

Notes

....

....

....

Recipe:

Ingredients:

Notes

Recipe: ....

Ingredients: ....

....

....

....

....

....

....

....

....

....

....

....

....

....

Notes

....

....

....

Recipe:..

Ingredients:..

....

....

....

....

....

....

....

....

....

....

....

....

Notes

....

....

....

Recipe: ....

Ingredients: ....

....

....

....

....

....

....

....

....

....

....

....

....

Notes

....

....

....

Recipe:...

Ingredients:..

....

....

....

....

....

....

....

....

....

....

....

....

Notes

....

....

....

Recipe: ....

Ingredients: ....

....

....

....

....

....

....

....

....

....

....

....

....

Notes

....

....

....

Recipe:

Ingredients:

Notes

Recipe: ....

Ingredients: ....

....

....

....

....

....

....

....

....

....

....

....

Notes

....

....

....

Recipe:

Ingredients:

Notes

Recipe:..

Ingredients:..

....

....

....

....

....

....

....

....

....

....

....

....

Notes

....

....

....

Recipe:...

Ingredients:...

....

....

....

....

....

....

....

....

....

....

....

....

Notes

....

....

....

Recipe: ....

Ingredients: ....

....

....

....

....

....

....

....

....

....

....

....

....

....

Notes

....

....

....

Recipe:..

Ingredients:..

....

....

....

....

....

....

....

....

....

....

....

....

Notes

....

....

....

Recipe: ....

Ingredients: ....

....

....

....

....

....

....

....

....

....

....

....

....

....

....

Notes

....

....

....

Recipe:..

Ingredients:..

....

....

....

....

....

....

....

....

....

....

....

....

Notes

....

....

....

Recipe: ....

Ingredients: ....

....

....

....

....

....

....

....

....

....

....

....

....

Notes

....

....

....

Recipe:...

Ingredients:...

....

....

....

....

....

....

....

....

....

....

....

....

Notes

....

....

....

Recipe:...

Ingredients:...

....

....

....

....

....

....

....

....

....

....

....

....

Notes

....

....

....

Recipe: ....

Ingredients: ....

....

....

....

....

....

....

....

....

....

....

....

....

Notes

....

....

....

Recipe: ....

Ingredients: ....

....

....

....

....

....

....

....

....

....

....

....

....

Notes

....

....

....

Recipe: ....

Ingredients: ....

....

....

....

....

....

....

....

....

....

....

....

....

Notes

....

....

....

Recipe:..

Ingredients:..

....

....

....

....

....

....

....

....

....

....

....

....

....

Notes

....

....

....

Recipe: ....

Ingredients: ....

....
....
....
....
....
....
....
....
....
....
....
....

Notes

....
....
....

Recipe: ....

Ingredients: ....

....

....

....

....

....

....

....

....

....

....

....

....

Notes

....

....

....

Recipe:..

Ingredients:..

....

....

....

....

....

....

....

....

....

....

....

....

Notes

....

....

....

Recipe: ....

Ingredients: ....

....

....

....

....

....

....

....

....

....

....

....

....

Notes

....

....

....

Recipe:..

Ingredients:...

....

....

....

....

....

....

....

....

....

....

....

....

Notes

....

....

....

Recipe: ....

Ingredients: ....

....

....

....

....

....

....

....

....

....

....

....

Notes

....

....

....

Recipe:

Ingredients:

Notes

Recipe: ....

Ingredients: ....

....

....

....

....

....

....

....

....

....

....

....

....

Notes

....

....

....

Recipe:

Ingredients:

Notes

Recipe: ....

Ingredients: ....

....

....

....

....

....

....

....

....

....

....

....

....

Notes

....

....

....

Recipe:...

Ingredients:...

....

....

....

....

....

....

....

....

....

....

....

....

....

Notes

....

....

....

Recipe:...

Ingredients:...

....

....

....

....

....

....

....

....

....

....

....

....

....

Notes

....

....

....

Recipe:...

Ingredients:...

....

....

....

....

....

....

....

....

....

....

....

....

Notes

....

....

....

Recipe: ....

Ingredients: ....

....

....

....

....

....

....

....

....

....

....

....

....

Notes

....

....

....

Recipe:

Ingredients:

Notes

Recipe: ....

Ingredients: ....

....

....

....

....

....

....

....

....

....

....

....

....

Notes

....

....

....

Recipe: ....

Ingredients: ....

....

....

....

....

....

....

....

....

....

....

....

....

....

Notes

....

....

....

Recipe:..

Ingredients:..

....

....

....

....

....

....

....

....

....

....

....

....

....

Notes

....

....

....

Recipe:...

Ingredients:..

....

....

....

....

....

....

....

....

....

....

....

....

Notes

....

....

....

Recipe: ....

Ingredients: ....

....

....

....

....

....

....

....

....

....

....

....

....

Notes

....

....

....

Recipe:

Ingredients:

Notes

Recipe: ....

Ingredients: ....

....

....

....

....

....

....

....

....

....

....

....

....

Notes

....

....

....

Recipe: ....

Ingredients: ....

Notes

Recipe: ....

Ingredients: ....

....

....

....

....

....

....

....

....

....

....

....

....

....

Notes

....

....

....

Recipe:..

Ingredients:..

....

....

....

....

....

....

....

....

....

....

....

....

Notes

....

....

....

Recipe: ....

Ingredients: ....

....

....

....

....

....

....

....

....

....

....

....

....

Notes

....

....

....

Recipe:..

Ingredients:...

....

....

....

....

....

....

....

....

....

....

....

....

Notes

....

....

....

Recipe: ....

Ingredients: ....

....

....

....

....

....

....

....

....

....

....

....

....

Notes

....

....

....

Recipe:

Ingredients:

Notes